AF233244

# CONSIDÉRATIONS

SUR

## LE MEILLEUR

# ADJUVANT DU FER

POUR LE TRAITEMENT DE LA CHLORO-ANÉMIE, DES CACHEXIES,
ET DE LA DÉBILITÉ NATIVE OU ACQUISE,

Par le Docteur Lucien PAPILLAUD.

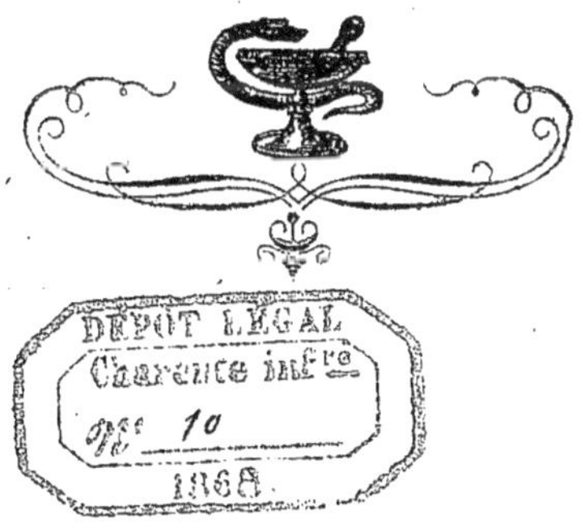

DÉPÔT LÉGAL
Charente inf.re
9br 10
1868

MARENNES,

IMPRIMERIE A. FLORENTIN AÎNÉ.

—

**1868.**

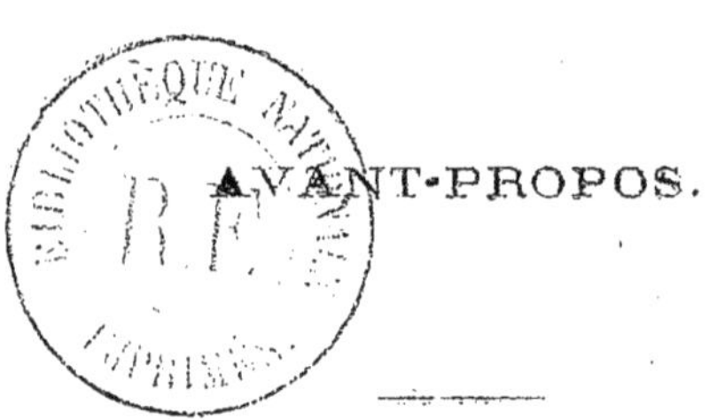

# AVANT-PROPOS.

La médication par l'arséniate d'antimoine a pris en moins de quatre années un rang des plus importants en thérapeutique. Il est juste d'ajouter qu'avant son introduction dans la pratique générale elle avait subi, dans la pratique privée de son auteur, onze années d'essais, d'expérimentations et de perfectionnements, et qu'après d'aussi longs préliminaires elle ne pouvait être accueillie que comme une œuvre sérieuse et mûrement préparée. Aujourd'hui les Granules antimoniaux ou d'arséniate d'antimoine font nécessairement partie du traitement des Maladies du Cœur, de l'Asthme, du Catarrhe, de la Phthisie, des Névroses, etc.

Les propriétés éminemment reconstituantes de l'arséniate d'antimoine, à petites doses et longtemps continué, ont donné l'idée d'associer ce sel au fer pour aider et compléter l'action de cette dernière substance et faire un médicament à la fois sédatif et réparateur destiné à être pris non-seulement comme remède mais même comme modificateur hygiénique contre l'influence des causes débilitantes. Tels sont les *Granules antimonio-ferreux* qui contiennent quelques fractions de milligrammes de sel antimonial unis à quelques centigrammes de fer. Cette préparation est l'analogue des eaux carbonatées ferreuses lesquelles contiennent presque toutes un sel arsenical qui est l'adjuvant ou l'auxiliaire du fer. Mais les eaux minérales sont des médicaments exceptionnels, des médicaments de luxe, qui sont loin d'être à la portée de tous les malades. Les Granules antimonio-ferreux les remplaceront autant qu'une composition officinale peut remplacer une combinaison naturelle.

Une variété de cette préparation pharmaceutique est celle qui consiste dans l'association du bismuth aux médicaments précédents et qui porte le nom de *Granules antimonio-ferreux au bismuth*. Ce sera cette variété qui devra être choisie pour les malades qui souffrent de quelqu'altération nerveuse ou fonctionnelle des voies digestives.

Qu'il nous soit permis, en terminant cet avant-propos, de reconnaître et de signaler la part qui est due à la collaboration de M. Mousnier, pharmacien, dans la réalisation de nos idées en thérapeutique. Lorsqu'il s'agit de transformer les conceptions scientifiques en choses pratiques et usuelles la théorie ne suffit pas, il faut le savoir pratique, il faut ce qu'on appelle les soins de la main. M. Mousnier s'est voué sous ce double rapport à des recherches chimiques aussi minutieuses que variées sur les médicaments qui nous occupent et il a consacré ses études et ses soins à leur perfectionnement. Préparer des médicaments en grand et comme spécialité est tout autre chose que de les préparer de loin en loin et par quantités restreintes à l'occasion de quelques formules variables. Tout le monde sait que les spécialités pharmaceutiques doivent leur valeur et leur garantie aux soins et aux procédés minutieux de leurs inventeurs. C'est à ces titres que la Pharmacie Mousnier, à Saujon (Charente-Inférieure), possède seule la propriété des divers Granules à base d'arséniate d'antimoine qui portent notre nom.

# CONSIDÉRATIONS

# SUR LE MEILLEUR ADJUVANT DU FER

## POUR LE TRAITEMENT

### De la Chloro-Anémie, des Cachexies, et de la Débilité Native ou Acquise.

Le fer est un médicament d'un usage presque banal en méde-
cine. Son emploi est si commun que le plus souvent on ne prend
pas la peine d'en préciser les indications et qu'ordinairement on
le donne sans aucune précaution pour assurer, aider ou accroître
son action médicamenteuse. Il semble qu'il est aussi simple de
faire pénétrer du fer dans l'organisme qu'il est aisé d'en jeter dans
une cornue et que la médicamentation par cette substance se ré-
duit, en définitive, à une opération chimique.

Cependant la médication martiale n'est pas toujours aussi simple et aussi facile ; il arrive souvent qu'elle échoue et que ses
diverses préparations passent dans les voies digestives sans vivi-
fier le sang qui reste decoloré et appauvri malgré de hautes doses
incessamment répétées du métal réparateur.

Il est en effet des chloro-anémies qui résistent opiniâtrement à
ces doses massives et qui guériraient par des doses minimes suffi-
samment continuées si l'on faisait intervenir préalablement ou
simultanément un auxiliaire approprié.

C'est pour ces cas, qui sont encore assez nombreux, qu'il faut
trouver au fer des adjuvants.

Dans d'autres circonstances les préparations martiales rencontrent des individualités qui leur sont antipathiques et réfractaires et qui ne peuvent les tolérer. Lorsqu'au moyen d'un correctif on en obtient la tolérance elles rendent tous les services qu'on en peut attendre.

Enfin, même dans les cas les plus simples, dans ceux où le fer réussit d'emblée, il y a à examiner si les guérisons ne sont pas plus solides et plus persistantes lorsqu'il a été donné avec un adjuvant quelconque que s'il a été donné seul.

Dans l'ancienne pharmacologie on attachait une grande importance à la relation des substances entr'elles dans les mélanges médicamentaux. On ne manquait jamais d'ajouter au médicament principal un autre médicament secondaire destiné à aider son action, et, qu'en raison de cette destination, on appelait adjuvant. La thérapeutique moderne a dédaigné ces combinaisons et elle s'est attachée à donner les médicaments dans léur état de simplicité. Cette tendance à la simplification a son mérite, mais elle ne doit pas être exclusive et il est logique d'admettre que la théorie des adjuvants avait, dans de nombreuses circonstances, sa raison d'être. La preuve en est que pour le médicament qui nous occupe, pour le fer, on a reconnu, après une longue expérience de son administration à l'état de simplicité, qu'il était avantageux de revenir à certaines combinaisons et à certaines associations pour assurer ses effets dans des cas qui se trouvaient réfractaires à son action isolée.

On a donc cherché depuis quelques années à donner des adjuvants au fer et on l'a associé ou combiné avec l'iode qui exagère ses propriétés, avec le manganèse qui n'est pour lui qu'un succédané, avec le quinquina qui décompose ses préparations, etc., etc. Notre but n'est pas de juger la valeur de ces diverses combinaisons. Nous nous proposons de réhabiliter le véritable adjuvant du fer, celui qui lui est uni dans les médicaments qui sortent du grand et mystérieux laboratoire de la nature, c'est-à-dire dans les eaux minérales. Cet auxiliaire c'est l'arsenic qui se trouve dans presque toutes les eaux ferreuses.

On ne se doutait pas autrefois que l'arsenic était un des principes minéralisateurs les plus répandus dans les eaux minérales, et son nom était un si grand épouvantail que si sa présence dans une source eût été connue du public ce fait eut suffi pour la discréditer. Il n'en est plus de même aujourd'hui, l'arsenic, comme médicament, est en voie de réhabilitation, et presque toutes les eaux qui attirent les malades ont, plus ou moins la prétention d'être arsenicales.

Il y a plus de quinze ans un savant allemand, Walchner, découvrit l'arsenic dans les eaux de Wiesbaden. Cette découverte ayant éveillé l'attention des chimistes on reprit de tous côtés l'analyse des eaux minérales dans lesquelles on n'avait jamais pensé à rechercher cette substance et on la trouva à peu près partout, car deux ou trois années après on signalait parmi les eaux minérales de France quatre-vingt-deux sources arsenicales. Cette proportion a dû s'accroître encore depuis ce temps à mesure que de nouvelles analyses ont été faites.

Ce sont là des généralités, mais ce qui est important pour le sujet dont nous nous occupons c'est l'existence à peu près constante de la minéralisation arsenicale dans les eaux carbonatées ou bi-carbonatées ferreuses qui guérissent la chloro-anémie avec des doses médicamenteuses si minimes qu'il faut bien admettre dans leurs effets la participation d'un médicament autre que le fer et qui seconde et augmente l'action de ce dernier. Ce fait de l'arsenic placé comme auxiliaire du fer dans les eaux martiales aurait dû servir d'enseignement et donner l'idée d'imiter dans les formules officinales les combinaisons et les associations arsenicales ferreuses qui se trouvent dans la nature ; mais jusqu'à présent cette voie n'a pas été suivie, et les adjuvants du fer ont été choisis un peu au hasard ou sur la foi de théories préconçues.

L'arsenic administré seul aux chloro-anémiques est quelquefois un reconstituant suffisant pour les guérir sans l'aide du fer, ce qui prouve que le traitement des affections dues à l'appauvrissement du sang ne consiste pas uniquement dans une opération chimique qui introduirait dans ce liquide la proportion de fer qui lui manque. L'arsenic qui régularise les fonctions digestives, et favorise l'absorption et l'assimilation d'une plus grande quantité et d'une plus grande variété d'aliments arrive au même but que les préparations martiales en réparant les solides et les liquides de l'organisme par les voies normales de la nutrition. Il résulte de l'observation de ces faits que lorsque le fer, ce réparateur spécial du sang, se trouve uni à l'arsenic, qui est un reconstituant plus général, leur association ou combinaison doit produire un médicament aussi complet et aussi efficace que possible, et les eaux carbonatées ferreuses, dont l'efficacité est supérieure à la petite proportion de substances actives qu'elles contiennent, nous en donnent un exemple.

Les Granules d'arséniate d'antimoine et de fer (Granules antimonio-ferreux) sont destinés à prendre parmi les préparations officinales un rang équivalent à celui qu'occupent les eaux arsenicales ferrueses en hydrologie. C'est par des doses minimes longtemps continuées qu'ils agissent, et cette action est beaucoup plus douce, plus sûre et plus persistante que celle des doses massives.

Les propriétés éminemment reconstituantes de l'arséniate d'antimoine auraient suffi pour justifier le choix de ce sel parmi les préparations arsenicales pour en faire un adjuvant du fer. Mais il est encore d'autres motifs à l'appui de ce choix. D'abord ce sel unit dans des proportions à peu près égales, l'antimoine à l'arsenic, et l'antimoine est, lui aussi, un pui sant reconstituant. Ensuite l'arséniate d'antimoine est de tous les sels arsenicaux celui qui est le plus aisément toléré. En effet, des expériences autres que les nôtres établissent que l'arséniate d'antimoine ne commence à devenir toxique qu'après la dose de dix centigrammes, tandis que l'acide arsénieux et les arséniates alcalins le deviennent à dose moitié moindre.

Avec l'administration simultanée de l'arséniate d'antimoine et du fer les hautes doses de ce dernier médicament deviennent inutiles ; dix, vingt ou au plus trente centigrammes par jour suffisent dans tous les cas où il s'agit de combattre des chloro-anémies ou des cachexies qui ne sont pas entretenues par des lésions incurables.

Du reste l'élévation des doses en fait de préparations ferrugineuses est une erreur thérapeutique. L'organisme humain ne peut assimiler qu'une très-petite proportion de fer et il est une limite qui ne peut être dépassée. Tout ce qui est ingéré en sus de la quantité qui peut être absorbée dans un temps donné est pris en pure perte, et cet excès dans les doses de ce médicament cause souvent des troubles digestifs et des malaises circulatoires.

Un des inconvénients des préparations martiales, et surtout de celles qui sont insolubles, est d'amener à la longue un certain degré de constipation. L'adjonction au fer d'un sel antimonio-arsénical prévient cet effet incommode et améliore par conséquent, sous ce rapport, les conditions de la médicamentation ferreuse ; il est reconnu, en effet, que les préparations arsenicales et antimoniales régularisent et facilitent les fonctions de l'intestin comme celles de l'estomac. L'arséniate d'antimoine possède la propriété commune à ses deux composants et son association au fer, tout en aidant l'action générale de cette dernière substance, corrige un de ses défauts de détail.

Toutes ces considérations font reconnaître au composé ferro-antimonio-arsenical qui porte le nom de Granules antimonio-ferreux des avantages incontestables qui se ré ument dans l'exiguité de la dose, la facilité d'administration, la tolérance parfaite et indéfinie, la puissance et la sûreté de l'action qui est à la fois vitale et chimique, enfin l'absence des inconvénients inhérents au fer lorsqu'il est administré seul.

Enfin, il y a encore à tenir compte des cas ou des individualités pathologiques pour lesquels le fer, lorsqu'il est donné seul, est impuissant. Cette impuissance relative peut dépendre d'une imperfection de son assimilation, d'une insuffisance de son action qui est avant tout une action chimique, et enfin de quelques autres causes générales ou particulières qui ne nous sont pas encore connues. Pour ces cas réfractaires il nous a paru que l'adjonction au fer d'une préparation arsenicale ou antimoniale assurait son assimilation dans une mesure convenable et complétait par une influence dynamique, nerveuse ou vitale, comme on voudra l'appeler, son action restreinte au rôle d'une action chimique.

Nous espérons que nos lecteurs trouveront dans la relation de quelques-unes de nos observations les confirmations des idées émises dans le cours de ce travail.

CACHEXIE PALUDÉENNE, ENGORGEMENT HÉPATIQUE, ALBUMINURIE, ASCITE ET ANASARQUE, TRAITEMENTS SUCCESSIFS PAR LA QUININE, LE QUINQUINA, LE FER, ETC., SANS SUCCÈS, GUÉRISON PAR LA MÉDICATION ARSENICALE FERREUSE.

OBS. I. — G..., agriculteur, âgé de quarante-cinq à cinquante ans, de tempérament lymphatique et de constitution médiocre, vint nous consulter au commencement de 1865 pour une affection dont il était atteint depuis sept ou huit mois et qui lui éta.t venue à la suite d'un travail de plusieurs jours pendant lesquels il marchait dans une eau marécageuse.

Cet homme pris d'abord de fièvre intermittente, puis d'engorgement hépatique avait été médicamenté en vain par la quinine, le quinquina et le fer ; son état général s'était constamment aggravé malgré ces divers remèdes et lorsque nous examinâmes ce malade nous constatâmes chez lui un amaigrissement notable, une teinte jaune pâle de la peau, de l'inappétence et des vomissements, de l'œdème des membres inférieurs avec un certain degré d'ascite, une fièvre continue et enfin de l'albuminurie. Le médecin qui l'avait soigné avait cessé tout traitement en l'engageant à attendre le beau temps qui probablement le rétablirait.

Mais G..., dépérissait t déclinait de jour en jour, il lui parut périlleux de se laisser aller au cours de la maladie sans rien faire contre elle et il vint réclamer nos soins.

Nous prescrivîmes à ce malade les Granules antimonio-ferreux (arséniate d'antimoine et fer) à la dose de q atre à six par jour, et en raison de l'état profondément cachectique dans lequel nous le trouvions nous ajoutâmes une solution arsenicale à un cent.gramme par jour pour corroborer l'action reconstituante des Granules. Après une quinzaine d jours on put commencer à reconnaître les effets de cette médication par le réveil de l'appétit, l'amélioration du teint et la diminution de l'œdème, de l'ascite et de l'albuminurie. Au bout de quelques semaines, G..., croyant sa guérison assurée abandonna son traitement, mais cette cessat on prématurée fut suivie d'une rechute et il fallut revenir à la médication par le fer et l'arsenic qui, cette fois, fut continuée pendant un temps suffisant pour amener une guérison complète et durable. Le traitement qui avait été commencé par les Granules d'arséniate d'antimoine et de fer aidés d'une solution arsenicale fut continué plus tard par les Granules seuls. Depuis trois ans cette guérison ne s'est pas démentie.

---

CHLORO-ANÉMIE, IMPUISSANCE DU FER ET DES TONIQUES VÉGÉTAUX ; GUÉRISON PAR LE FER AIDÉ DE L'ARSENIC.

OBS. II. — X..., jeune fille de vingt à vingt-deux ans, devenue chlorotique sous l'influence des causes ordinaires. Traitée par les préparations ferrugineuses usuelles elle n'en avait retiré aucun bon résultat et le plus souvent même son estomac n'avait pu les supporter. Le quinquina et les autres toniques végétaux ne lui avaient procuré non plus aucune amélioration. Cette malade, après ces divers essais infructueux, avait dû abandonner son service de domestique pour se retirer dans sa famille et se faire soigner. Ce fut dans ces circonstances qu'elle vint nous consulter et que nous lui prescrivîmes la médication arsenicale ferreuse (Granules antimonio-ferreux) aidés au début par une solution arsenicale, comme dans le cas précédent. L'amélioration fut immédiate ; le fer, qui autrefois était presque toujours rejeté, fut parfaitement toléré grâce à la présence d'une préparation arsenicale ; les effets reconstituants furent prompts et complets, et dès la deuxième semaine de son traitement, X..., put reprendre son service, tout en continuant son traitement jusqu'à parfaite guérison.

CACHEXIE PALUDÉENNE, FIÈVRE INTERMITTENTE REBELLE, ÉTAT ANÉMIQUE, DEMI PARALYSIE DES MEMBRES INFÉRIEURS, IMPUISSANCE DE LA QUININE, DU QUINQUINA ET DU FER, GUÉRISON PAR LE FER UNI A L'ARSENIC.

Obs. III. — E. G..., homme de trente ans environ, de tempérament mixte et de bonne constitution, malade depuis un an et demi à deux ans et attribuant sa maladie au fait d'avoir travaillé pendant plusieurs jours en ayant les jambes dans l'eau d'un marécage. Fièvre intermittente, coupée à plusieurs reprises par la quinine, mais récidivant constamment à intervalles de plus en plus rapprochés jusqu'à effacement de l'action anti-périodique. État fébrile continu avec quelques accès interm ttents, teint jaune pâle, inappétence, vomissements fréquents, affaiblissement général mais qui se fait sentir plus particulièrement aux membres inférieurs lesquels finissent par devenir à demi paralysés.

Ce malade pour lequel on avait employé sans succès la quinine, le quinquina, les préparations ordinaires de fer, les sudorifiques, les bains, les purgatifs, etc., fut mis par nous à l'usage des Granules antimonio-ferreux ou d'arséniate d'antimoine et de fer dont la dose fut portée graduellement de quatre à huit par jour. En raison de l'état profondément cachectique du sujet nous crûmes devoir aider l'action relativement lente de ces Granules par une solution arsenicale à un centigramme par jour. Malgré ce traitement nous ne constatons après vingt jours aucune amélioration. Nous fîmes prendre alors, à trois ou quatre jours d'intervalle, deux vom tifs au tartre stibié, tout en continuant la médication ferro-arsenicale. La perturbation imprimée par les émétiques est souvent utile dans le cours d'une maladie chronique pour venir en aide à l'action d'un traitement prolongé. Chez E. G... les secousses causées par le tartre stibié furent salutaires ; à partir de ce moment la résistance de l'affection palustre parut décidément entamée, la fièvre cessa tant dans son état continu que dans ses manifestations intermittentés, il y eut réveil de l'appétit, amélioration du teint, retour de la force musculaire dans les membres inférieures. Le traitement fut continué par les Granules antimonio-ferreux seuls et après deux mois la guérison était complète. Cette guérison, qui date de deux ans, s'est, depuis ce temps, maintenue et consolidée.

---

PLEURÉSIE ET BRONCHITE CONSÉCUTIVES A L'ACCOUCHEMENT CHEZ UNE PRIMIPARE, PHLEGMONS MAMMAIRES, TOUX PERSISTANTE, FIÈVRE CONTINUE, AMAIGRISSEMENT, CHLORO-ANÉMIE, INSUCCÈS PENDANT TROIS MOIS DES MÉDICATIONS ANTIPHLOGISTIQUE, RÉVULSIVE ET NARCOTIQUE, DES DIURÉTIQUES ET DES PRÉPARATIONS FERRUGINEUSES, GUÉRISON PAR L'ARSENIC, L'ANTIMOINE ET LE FER.

Obs. IV. — E. L.., jeune femme de dix-sept à dix-huit ans, de tempérament lymphatique nerveux, de constitution faible, fut atteinte quelques jours après son premier accouchement d'une affection qui fut reconnue pour être une pleurésie par un médecin autre que nous.

Cette affection fut traitée par les saignées locales et les vésicatoires répétés ; pendant son cours il survint des plegmons aux deux mamelles et en raison de ces maladies l'allaitement naturel fut impossible. Sous l'influence de cette double atteinte la santé de cette jeune mère se trouva gravement compromise, il s'établit une toux sèche et opiniâtre avec douleurs dans le dos et sueurs nocturnes, il y eut pâleur, amaigrissement et affaiblissement rapides avec état fébrile continu ; enfin l'état symptomatique général semblait annoncer l'imminence d'une phthisie aiguë.

Ce fut dans ces conditions que E. L... nous demanda nos soins. Nous recon nûmes avec satisfaction que l'auscultation ne faisait point découvrir la présence de tubercules pulmonaires, il n'existait que des signes de bronchite profonde et disséminée, mais nous n'en étions pas moins très-inquiet en raison des symptômes généraux. Nous prescrivîmes les Granules antimonio-ferreux à la dose de quatre puis de six par jour en leur adjoignant pour le début une solution arsenicale à un centigramme, Il se passa plusieurs semaines avant que ce traitement amenât une amélioration dans la mesure de ce que nous désirions, nous ajoutâmes alors aux médicaments déjà prescrits une solution stibiée également à un centigramme. L'adjonction de cet auxiliaire fut décisive, la balance pencha dès lors du côté de la guérison et nous vîmes disparaître successivement la fièvre, la toux, le point de côté, etc. La nutrition s'améliora et, peu à peu, devint excellente en amenant progressivement le retour de l'embonpoint, des forces et des couleurs de la santé. Les Granules antimonio-ferreux furent employés seuls dans la seconde période du traitement. Cette observation date d'un an et demi.

---

CATARRHE ET DIARRHÉE CHRONIQUES, FIÈVRE CONTINUE, AMAIGRISSEMENT ET AFFAIBLISSEMENT EXTRÊMES, ÉTAT CACHECTIQUE ; INSUCCÈS DES MÉDICATIONS PAR LA QUININE, LES TONIQUES. LES AMERS, LES ASTRINGENTS, ETC., GUÉRISON PAR LE FER UNI A L'ARSENIC.

OBS. V. — M^me C..., femme de quarante-cinq à cinquante ans, de constitution médiocre, de tempérament lymphatique, ayant eu quelques manifestations scrofuleuses, fut prise en 1864 de fièvre sur la nature et l'origine de laquelle nous ne sommes point édifié, mais qui fut traitée par un médecin autre que nous au moyen de préparations de quinine et de quinquina auxquelles on revint si sou vent et pendant si longtemps qu'elles perdirent pour cette malade toute leur efficacité. Il nous paraît probable que lorsque nous vîmes la malade l'état pathologique primitif avait subi quelques transformations puisque eette femme extrêmement affaiblie et amaigrie, en était venue à voir s'ajouter à sa fièvre une toux et un flux intestinal qui résistaient aux médications ordinaires par les narcotiques, les astringents, les toniques, etc., etc. Ce fut après six mois de maladie et après être tombée dans un état de délabrement profond que M^me C... vint nous consulter. D'après le jugement de son médecin elle était dans un état irrémédiable, et pour tous ceux qui la voyaient son aspect était celui d'une malade vouée à une fin prochaine. L'auscultation ne nous fit point reconnaître de tubercules mais seulement un état catarrhal des grosses bronches. M^me C... fut mise à l'usage des Granules antimonio-ferreux aidés, pour les premiers temps, d'une solution arsenicale aux doses indiquées dans les précédentes observations. L'effet de ce traitement ne se fit sentir qu'après deux ou trois semaines, du reste l'amélioration ne marcha que lentement mais ses progrès furent constants et après deux ou trois mois d'une médication, qui dans les derniers temps ne consista qu'en Granules antimonio-ferreux, la santé de M^me C... était parfaitement rétablie. Cette guérison qui fut regardée comme extraordinaire, date de plus de trois ans et ne s'est pas démentie.

CHLORO-ANÉMIE ET NERVOSISME A LA SUITE DE PLUSIEURS AVORTEMENTS SUCCESSIFS TOUS ACCOMPAGNÉS DE GRAVES HÉMORRHAGIES, INSUCCÈS DES PRÉPARATIONS DE FER SEUL, EMPLOI PRÉALABLE DU BROMURE DE POTASSIUM PUIS GUÉRISON PAR LE FER UNI A L'ARSÉNIATE D'ANTIMOINE.

Obs. VI. — J. R..., femme de trente-cinq à quarante ans, de tempérament lymphatique nerveux, de constitution médiocre et prématurément usée par onze grossesses successives survenues à intervalles très-rapprochés. De ces onzes grossesses les cinq dernières se sont terminées par avortement au terme de trois à cinq mois et la malade a été épuisée par d'abondantes hémorrhagies qui avaient lieu à chaque fausse couche. J. R... qui était naturellement impressionnable et exaltée a vu le nervosisme se développer chez elle à mesure que s'accroissait la chloro-anémie ; elle était pâle, maigre, inquiète, agitée et toujours tourmentée d'une appréhension dont elle ne pouvait se rendre compte. Dans ces conditions et après un avortement qui avait été accompagné d'une perte considérable elle devint presqu'immédiatement après enceinte de nouveau. La faiblesse était telle qu'elle ne pouvait à peine marcher, la moindre émotion comme la moindre tentative de locomotion, lui causait des défaillances, le sommeil était rare et agité, l'alimentation ne pouvait se faire qu'au moyen de bouillon ; dans ces conditions la santé de la malade déclinait de jour en jour.

Des essais de traitement par le fer seul d'abord, par le fer uni à l'arsenic ensuite ayant été insuffisants, nous mîmes Mme J. R... à l'usage du bromure de potassium comme médication préparatoire et dans le but d'obtenir préalablement un effet sédatif qui nous permit de passer ensuite avec succès au traitement reconstituant. Ce résultat fut obtenu, Mme J. R... devint plus calme et se sentit plus apte à supporter le mouvement et à résister aux émotions. Alors nous lui fîmes prendre de nouveau le fer uni à l'arséniate d'antimoine (Granules antimonio-ferreux à la dose de quatre à huit par jour), et dès la première semaine de cette médication elle avait repris quelque peu d'appétit et de forces. En un ou deux mois la santé de cette femme était complètement restaurée, les forces, l'embonpoint, les couleurs lui étaient revenus et elle pouvait venir nous rendre compte de son état en faisant à pied environ sept kilomètres.

---

CACHEXIE PALUDÉENNE, AMAIGRISSEMENT ET AFFAIBLISSEMENT CONSIDÉRABLES, CATARRHE BRONCHIQUE ET FLUX INTESTINAL, INSUCCÈS DE LA QUININE ET DES PRÉPARATIONS ORDINAIRES DE FER, EFFICACITÉ DE LA MÉDICATION ARSENICALE COMME ANTIPÉRIODIQUE ET DE LA MÉDICATION ARSÉNICO-FERREUSE COMME RECONSTITUANTE.

Obs. VII. — Mme B..., âgée de soixante-cinq à soixante-huit ans, de tempérament mixte et de constitution usée, souvent exposée par les exigences de sa profession aux intempéries atmosphériques, fut prise en 1864 et 1865 de fièvre intermittente qui se transforma en fièvre continue et contre laquelle elle fit souvent et longtemps usage du sulfate de quinine. Ce médicament, efficace dans les premiers temps, devint impuissant plus tard, la malade continuellement en proie à la fièvre, s'amaigrit, perdit ses forces et fut, de plus, atteinte de catarrhe et de diarrhée qui devinrent chroniques et qui contribuèrent à l'épuiser plus rapidement. Traitée par son médecin ordinaire au moyen des préparations de quinine et de quinquina, par les astringens et les narcotiques et aussi par quelques préparations de fer, elle n'obtint aucune amélioration durable.

Lorsque M<sup>me</sup> B... vint nous consulter notre premier soin fut d'essayer de neutraliser l'intoxication palustre par la médication arsenicale à hautes doses. Nous lui fîmes prendre à plusieurs reprises une solution arsenicale en suivant la progression de un à cinq centigrammes. Cette malade fût guérie de sa fièvre par cette médication continuée pendant une quinzaine de jours, mais il lui restait son état cachectique compliqué des catarrhe, bronchique et intestinal. Pour restaurer cet organisme délabré nous employâmes la médication arsenicale ferreuse (Granules antimonio-ferreux à la dose de quatre à huit par jour). L'état de M<sup>me</sup> B... s'améliora rapidement. Cependant le traitement ayant été cessé prématurément, il y eut rechute. Ponr cette rechute comme pour l'atteinte primitive, la quinine fut encore impuissante et ce furent les médications arsenicale et arsenico-ferreuse qui la guérirent et la restaurèrent de nouveau et, cette fois, définitivement.

FIÈVRE ET CÉPHALALGIE CONTINUES, CHLORO-ANÉMIE, INAPPÉTENCE, FAIBLESSE EXTRÊME, VOMISSEMENTS QUOTIDIENS, NERVOSISME; INSUCCÈS PENDANT DEUX ANS DES MÉDICAMENTATIONS PAR LA QUININE, LE QUINQUINA, LE FER, ETC., ETC., MÉDICATION PRÉPARATOIRE PAR LE BROMURE DE POTASSIUM, PUIS TRAITEMENT PAR LE FER UNI A L'ARSÉNIATE D'ANTIMOINE, MALADE EN VOIE DE GUÉRISON.

Obs. VIII. — B...; jeune fille de la campagne, âgée d'une vingtaine d'années, de tempérament lymphatique nerveux, de constitution faible, malade depuis deux ans et traitée pour une fièvre palustre par deux médecins qui ont employé la quinine et le quinquina, le fer, etc., sans succès définitif. Cette malade, lassée de prendre des médicaments, vit misérablement, passant la plus grande partie de son temps au lit ou au coin du feu, se nourrissant à peine, ayant des vomissements quotidiens, ne pouvant marcher hors de sa maison et souffrant de douleurs continues à la région dorsale. Cette jeune fille est de plus très-impressionnable, très-irritable, et les circonstances les plus insignifiantes sont pour elle des causes de chagrins et par conséquent d'aggravation de ses malaises. Point de signes indiquant la présence de tubercules dans les poumons.

Essai de médication par le fer et l'arsenic qui ne donne pas de résultats aussi prompts que nous les attendions. Adjonction du bromure du potassium qui semble exercer une action préparatoire propre à assurer les effets du traitement arsenical-ferreux. Celui-ci est continué par les Granules d'arséniate d'antimoine et de fer (antimonio-ferreux). La première modification favorable fut la cessation de la fièvre et du vomissement, vinrent plus tard le développement de l'appétit; la diminution de la céphalalgie; le retour d'un peu de force et de tous les signes de la restauration et de la réparation de l'organisme. B... peut se lever dès le matin, s'occuper de quelques soins du ménage, sortir et faire des promenades de quelques centaines de mètres. La tristesse et l'abattement habituels ont cessé et à chacune de nos visites nous constatons un progrès vers l'amélioration. Cette malade continue encore en ce moment son traitement.

## CACHEXIE PALUDÉENNE DATANT DE PLUSIEURS ANNÉES, CHLORO-ANÉMIE, INFILTRATION DES MEMBRES INFÉRIEURS, IMPUISSANCE DE LA QUININE, DU QUINQUINA ET DES PRÉPARATIONS ORDINAIRES DE FER, GUÉRISON PAR LES GRANULES D'ARSÉNIATE, D'ANTIMOINE ET DE FER (ANTIMONIO-FERREUX).

Obs. IX. — Mᵐᵉ X..., habitait une contrée où règnent les émanations palustres et tous les ans elle payait son tribut à la fièvre intermittente. Sous cette influence délétère sa santé finit par s'altérer notablement, elle devint chloro-anémique à un degré extrême, le ventre devint volumineux par le fait de l'engorgement splénique et hépatique, et chaque nouvelle reprise de fièvre intermittente aggravait encore cet état. La quinine dont la malade avait fait un trop fréquent usage avait fini par devenir impuissante, les pilules de Blaud et de Valette, les dragées de Lactate de fer et quelques autres préparations essayées successivement et alternativement n'avaient pu lui rendre la coloration normale du teint, ni améliorer la nutrition et relever les forces. Mᵐᵉ X..., dont la mère était morte hydropique, se voyant elle-même avec le ventre volumineux et les membres inférieurs infiltrés, ne pouvait manquer de faire un rapprochement entre son état maladif et les symptômes qui avaient frappé son attention pendant les dernières périodes de l'affection de sa mère et elle se laissait aller aux plus tristes pressentiments.

Après avoir essayé inutilement les médications dont nous avons parlé, après avoir plusieurs fois changé d'air sans plus de succès Mᵐᵉ X... se mit à l'usage des Granules d'arséniate d'antimoine et de fer (Granules antimonio-ferreux) à la dose de quatre seulement par jour. Dans l'espace de deux mois ce seul médicament fit cesser la fièvre, réduisit le volume du ventre et fit disparaître l'infiltration des membres inférieurs. Il y eut, comme d'habitude, restauration de la nutrition, coloration du teint, remontement des forces et la malade marchait vers une guérison complète lorsqu'au retour de la saison fiévreuse elle subit de nouveau l'influence palustre. Il fallut revenir aux Granules antimonio-ferreux dont on avait cru prématurément pouvoir se passer. Enfin, Mᵐᵉ X..., ayant quitté plus tard sa résidence insalubre pour habiter une contrée non marécageuse, put obtenir tous les résultats que donne ordinairement la médication arsénio-antimonio-ferreuse. En prenant pour unique médicament les Granules dont nous venons de parler, sans élever leur dose au-dessus de quatre par jour, cette malade est revenue depuis plusieurs années à un état de santé qui ne laisse plus rien à désirer.

Nous pourrions ajouter un grand nombre d'autres observations analogues aux quelques cas que nous venons de citer, mais ce serait toujours la répétition des mêmes circonstances, des mêmes détails et des mêmes résultats, répétition qui fatiguerait le lecteur sans l'édifier mieux qu'il n'a pu l'être par le nombre restreint de faits dont nous avons fait l'histoire.

---

Nous croyons donc pouvoir terminer par les conclusions suivantes :

1° Le fer a quelquefois besoin qu'on lui adjoigne quelques médicaments auxiliaires, et, selon nous, le meilleur des adjuvants du fer est l'arsenic ;

2º Parmi les préparations arsenicales destinées à ce rôle d'adjuvant nous donnons la préférence à l'arséniate d'antimoine tant en raison de ses propriétés thérapeutiques spéciales que de sa plus grande aptitude à être toléré et enfin parce qu'il contient deux reconstituants, au lieu d'un, à ajouter au fer ;

3º Dans les cas où les préparations de fer seul échouent les préparations arsenico-ferreuses réussissent ;

Quelquefois cependant elles peuvent avoir besoin de l'adjonction temporaire de quelques autres médicaments tels que les émétiques, le bromure de potassium, etc.. pour produire tous leurs effets thérapeutiques ;

5º Les préparations arsenico-ferreuses qui, comme les Granules antimonio-ferreux, contiennent les deux médicaments à doses minimes, devraient être employées non-seulement pour guérir, mais pour prévenir la chloro-anémie et les cachexies lorsqu'on a à craindre de les voir se produire.

Marennes, imp. A. Florentin aîné.

www.ingramcontent.com/pod-product-compliance
Lightning Source LLC
LaVergne TN
LVHW021810030726
842523LV00003B/1322